糖尿病と共に生きる

ー糖尿病患者さんの体験集ー

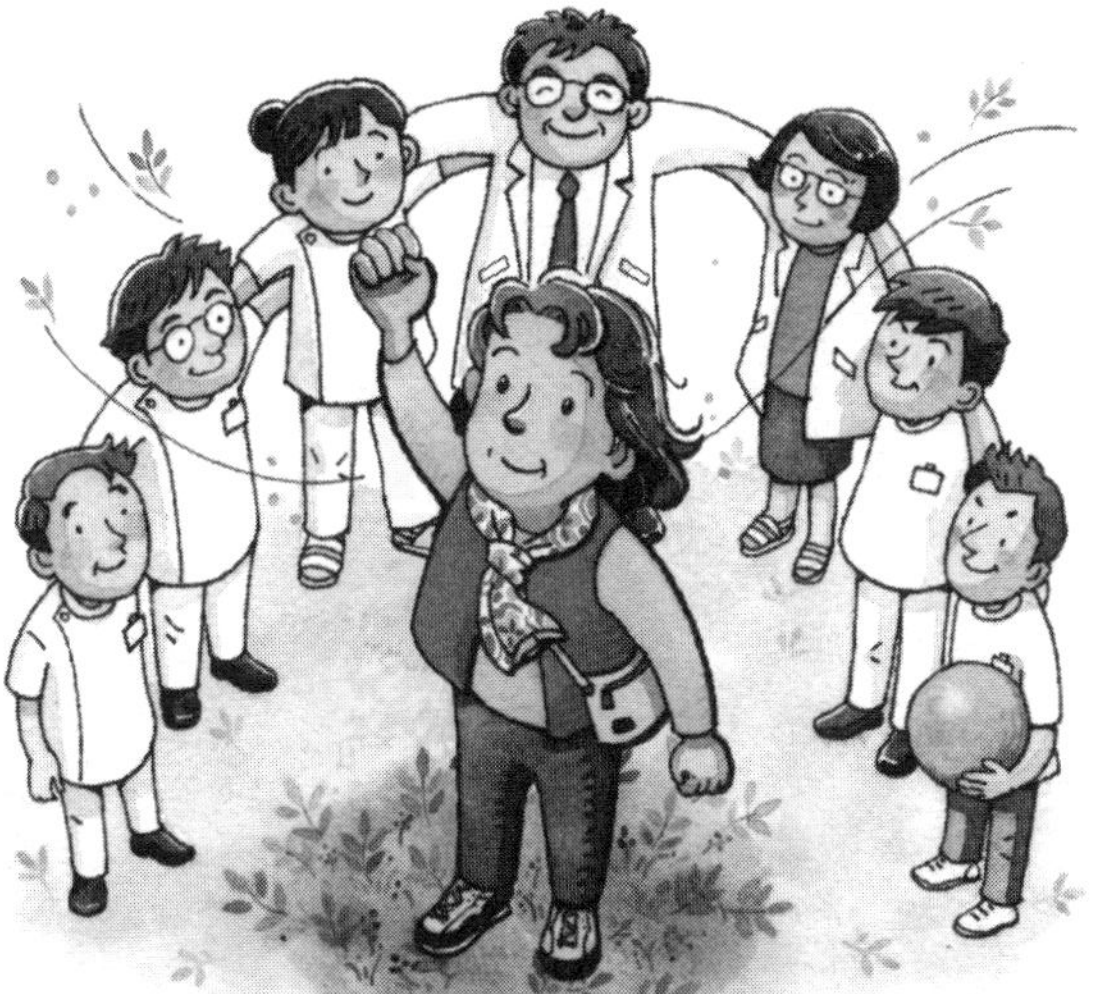

監修 東京大学医学部附属病院　糖尿病・代謝内科副科長

飯塚　陽子

日本医学出版

目　次

糖尿病と共に生きるための20か条

1　体重・血圧・血糖値等、自己管理が可能なものは毎日測りましょう。

2　定期的に外来を受診し、管理の状況や合併症の程度を把握しましょう。

3　食事は決まった時間・決まった量・バランス良く摂りましょう。

4　食後の血糖上昇を抑えるためには、食事の順番も意識し、野菜・蛋白等から摂り始め、主食を最後にするよう心掛けましょう。

5　管理栄養士による栄養指導を定期的に受け、食事を見直しましょう。

6　運動は有酸素運動とレジスタンス運動を組み合わせましょう。

7　有酸素運動として、ウォーキングが推奨され、低血糖を避けるため、食後に歩きましょう。

8　薬は家族などの協力を得ながら、しっかりと管理しましょう。

9　インスリン等注射薬は正しく打ちましょう。

10　看護師による注射指導を定期的に受け、打ち方等を確認しましょう。

11　風邪などで体調の悪い時には、インスリン量も含め治療を調節しましょう。

12　患者会等にも参加し、患者同士の情報交換など交流を楽しみましょう。

13　肥満を伴い、糖尿病・高血圧症・脂質異常症をはじめとする生活習慣病を改善するためには、体重を3㎏、腹囲を3㎝減らせるように努力しましょう。

14　アジア人は小太りでも糖尿病を発症しやすい人種であることを認識しましょう。

15　積極的な生活習慣の改善（5％の体重減少）だけでも、遺伝子による影響を最小限に抑えることができることを理解しましょう。

16　特定健診で指摘された肥満・内臓肥満の人は、リスクに合わせた特定保健指導により、糖尿病前期の発症を抑制できることを理解しましょう。

17　合併症は糖尿病予備軍の段階からすでに始まっており、血糖管理の必要性や管理しない場合の危険性等を理解しましょう。

18　合併症予防のためのＨｂＡ１ｃの管理目標は、７％未満を目指しましょう。

19　低血糖を起こすことなく、血糖・血圧・脂質等の総合管理により、脳梗塞や腎症をはじめとする合併症の発症を抑えることができることを理解しましょう。

20　将来の合併症の発症予防・進展抑制のためにも、できるだけ早い段階で良い血糖管理・生活習慣の改善を目指しましょう。

糖尿病と共に生きる糖尿病の最新情報

糖尿病人口の変遷

世界の糖尿病人口は爆発的に増加し続けており、国際糖尿病連合（ＩＤＦ）最新の発表によると、２０１７年世界成人糖尿病人口は4億2、５００万人に上り、日本を含む「西太平洋地域」においては、成人糖尿病人口は1億5、９００万人であり、世界で最大の糖尿病人口を抱えていることが改めて浮彫りとなりました。有効な糖尿病予防策を講じないと、２０４５年には世界の成人糖尿病人口は6億2、９００万人に上ると予想されています。

世界糖尿病人口のランキングでは、２０１７年中国の成人糖尿病人口が1億1、４００万人と世界第1位であり、日本は第11位でした。最新の厚生労働省の国民健康・栄養調査では、２０１６年の時点で「糖尿病が強く疑われる者」が1、０００万人に上ると推定されています。

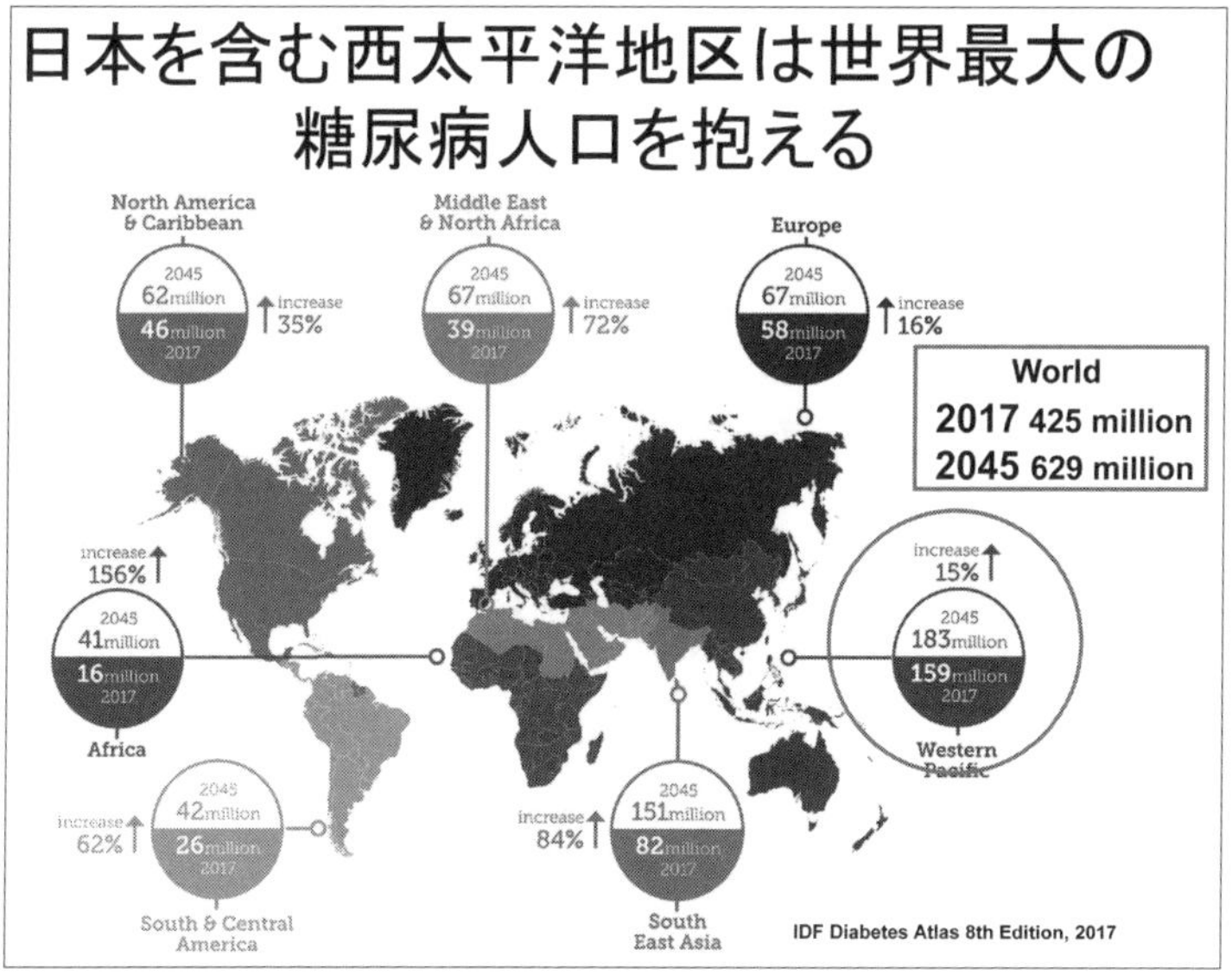

アジア人は欧米人に比べ、インスリンの分泌低下体質のため、小太りでも糖尿病を発症しやすい遺伝素因に加え、脂肪摂取量の増加・自動車保有台数増加による運動不足、さらに日本においては、超高齢化に伴う低栄養やサルコペニアの結果、日本の糖尿病有病率は生活習慣の欧米化に伴い増加の一途を辿っております。また、糖尿病および細小血管障害・大血管障害（虚血性心疾患・脳卒中・下肢動脈硬化）・癌・骨粗

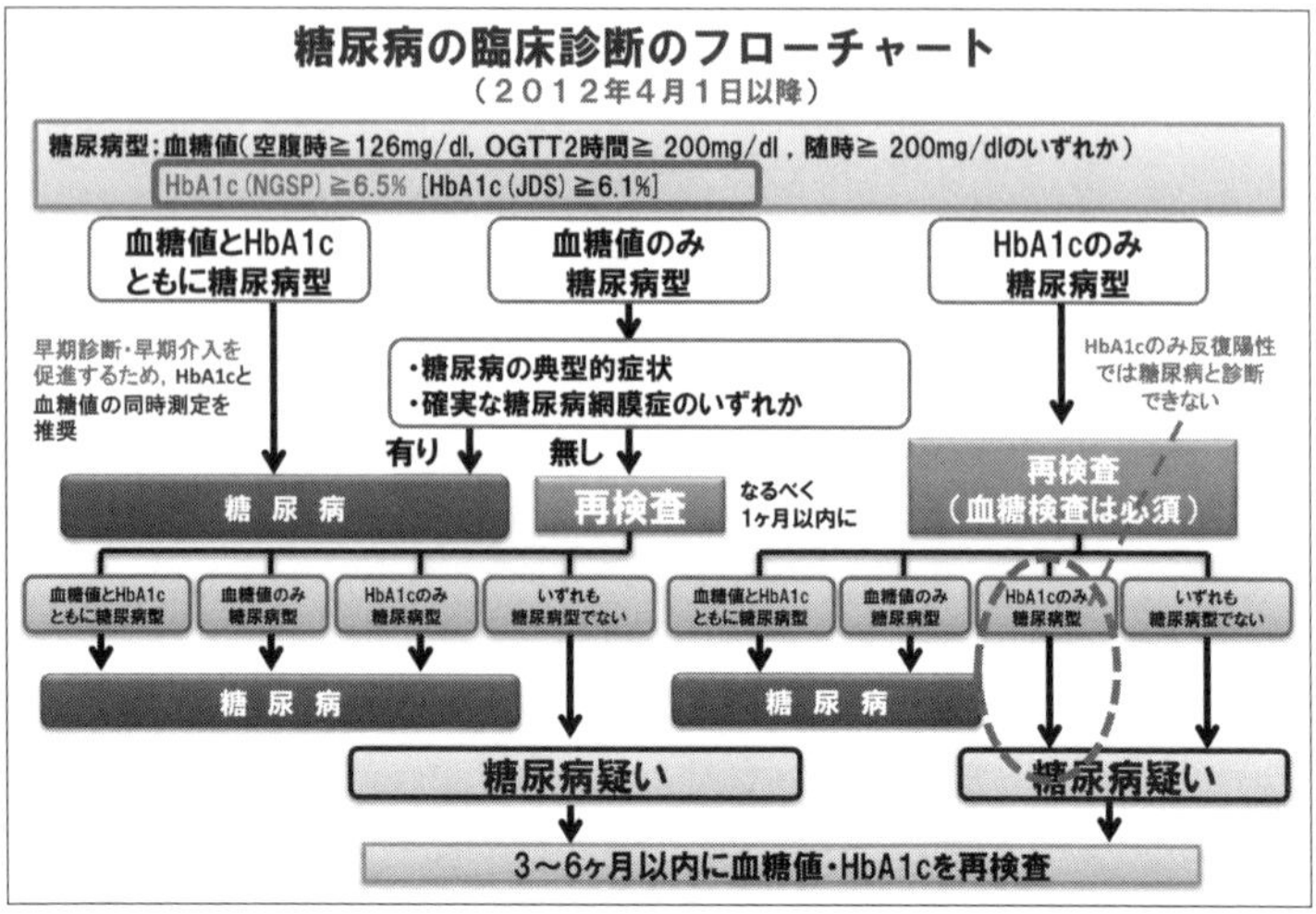

鬆症・認知症等をはじめとする各種糖尿病合併症は国民の健康寿命短縮の原因となっています。

糖尿病の診断と治療目標

糖尿病の診断について、早期診断・早期介入を推進するため、2012年より診断基準にHbA1cが導入されました。血液検査で、空腹時血糖値が126mg／dl以上、あるいは随時血糖値が200mg／dl以上、かつHbA1c6・5%以上なら、1回の検査で糖尿病と診断できるようになりました。

糖尿病治療の目標として、日本

糖尿病学会では、血糖・体重・血圧・血清脂質の良好なコントロール状態の維持を通し、それが糖尿病およびその細小血管合併症（糖尿病性網膜症・腎症・神経障害）・大血管合併症である動脈硬化性疾患の発症予防・進展抑制に繋がり、最終的に健康な方と変わらない日常生活の質（ＱＯＬ）の維持・寿命の確保であると掲げています。

血糖管理の治療目標は、年齢、罹病期間、臓器障害、低血糖の危険性、サポート体制などを考慮し、個々の患者の病態や状態に応じて個別に設定する必要があり、合併症予防のためのＨｂＡ１ｃの目標が７・０％未満にすると日本糖尿病学会は２０１３年に熊本宣言として強調しました。

糖尿病の現状と課題

糖尿病患者のＨｂＡ１ｃの推移について、２００２年から２０１７年まで55施設に登録された５４、０００人以上の糖尿病を対象に調べた日本糖尿病データマネジメント研究会の最新調査結果では、患者さんと医療従事者の努力により、日本糖尿病患者の平均ＨｂＡ１ｃが年々低下傾向にあり、２０１７年の最新データでは７・０６％でした。

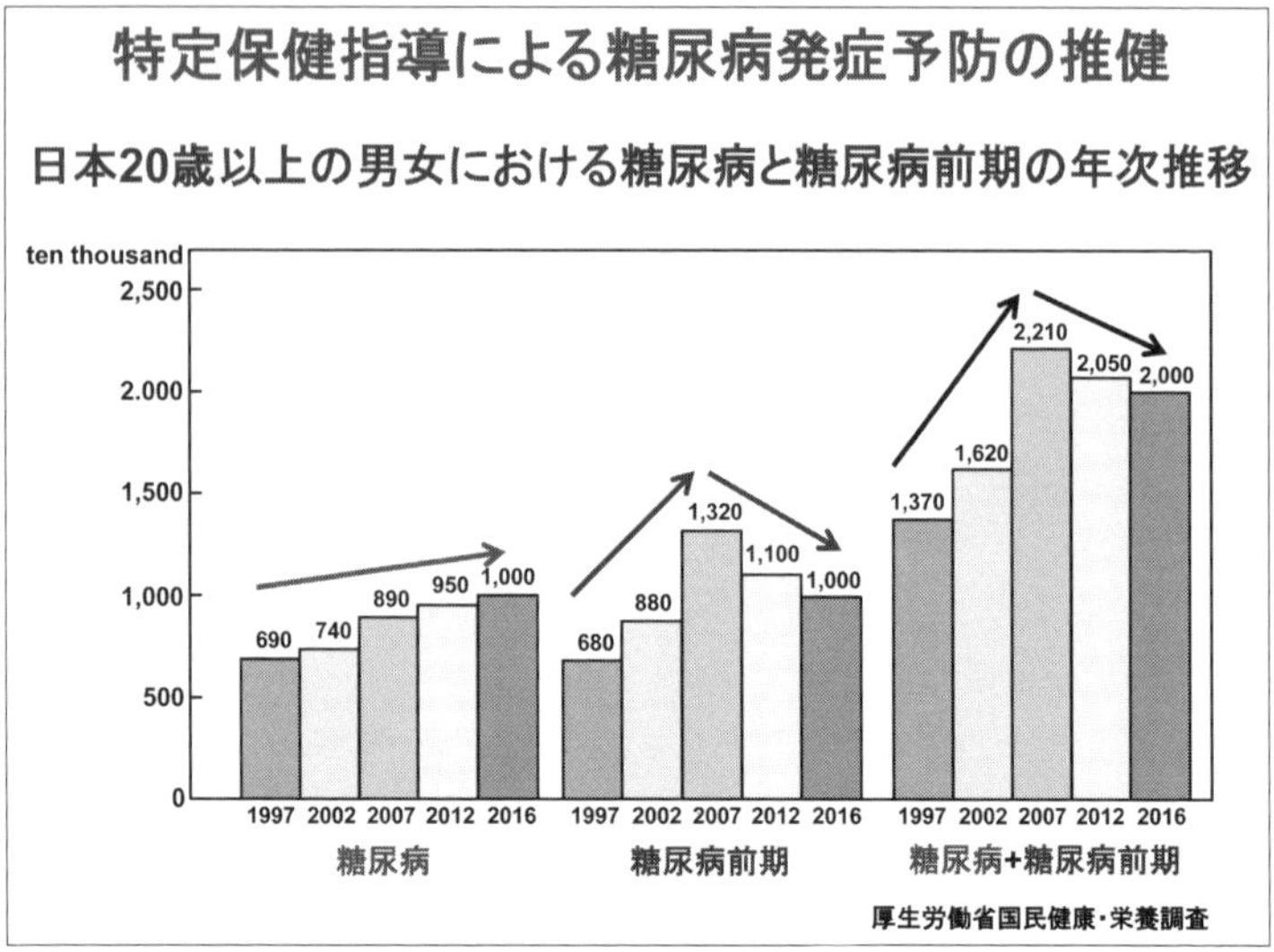

血糖コントロールの現状についても糖尿病データマネジメント研究会の調査によると、半数以上の方が血糖コントロール良好ですが、日本糖尿病学会が推奨する合併症予防のためのＨｂＡ１ｃが７％未満という目標に達していない方が45・９％もいることが改めて浮き彫りになり、努力すべき課題の一つです。

糖尿病患者のＢＭＩの推移について、肥満の指標である平均ＢＭＩは２０１３年までは増加傾向にありましたが、２０１４年から低下傾向がみられ、2017年の最新データでは24・66です。肥満の改善傾向の原因として、2009年以降順次使用可能となったDPP4阻害薬・GLP1受容体アナログ・SGLT2阻害薬の導入により、肥満を助長しない治療が可能になり、インスリン療法の割合が年々減少し、経口治療薬およびGLP1受容体アナログの割合は増加していたのも一因として考えられます。

「糖尿病が強く疑われる者」における治療の状況について、国民健康・栄養調査によると、65％以上の方は治療を受けていますが、治療を受けていない方は、5年に1回の調査ごとに改善傾向ではありますが、未だに3割以上の方が未受診であることが明らかとなり、克服すべき課題の一つです。

糖尿病患者さんの平均寿命は、10年に1回の調査ごとに改善傾向ですが、最新のデータでも、非糖尿病の方に比べ、約10歳前後（男性では約8歳、女性では約11歳）と短いのが現状であり、克服すべき大きな課題の一つです。

糖尿病の合併症

糖尿病を放置したり、血糖管理が不十分だったりすると、さまざまな合併症が全身に起こる可能性が高まることが考えられます。自覚症状のない合併症も多いため、質の良い血糖管理を継続すると共に、定期的に合併症の有無を確認することが重要です。

糖尿病の細小血管合併症として、腎症、網膜症と神経障害があります。年間新規導入は透析が16,000人、失明が3,000人、下肢切断が3,000人にも上ります。糖尿病はまた心筋梗塞や脳卒中をはじめとする動脈硬化の危険因子であり、今や糖尿病およびその合併症が日本人の生命危険を脅かす存在となっていると言っても過言ではありません。

1998年より透析の一番の原因は糖尿病となり、2017年末の最新調査では透析の43・5%は糖尿病によるものでした。国家レベルでも透析重症化予防の対策がとられ、看護師や管理栄養士も含めた透析予防指導がスタートし、血糖値、血圧、脂質、禁煙等の総合管理が透析予防の観点からも大変重要です。

糖尿病の治療の特徴

日本糖尿病治療の最大の特徴は患者中心のチーム医療です。医師・看護師・栄養士・薬剤師等からなる医療チームがそれぞれの専門立場からさまざまな知識を駆使し、患者の治療モチベーションを最大限に引き出し持続させることによるエンパワーメントアプローチが特徴です。

また、2001年に糖尿病療養指導士制度がスタートし、今や1万9、000名以上の看護師・栄養士・薬剤師・検査技師等により構成された糖尿病療養指導士が認証され、糖尿病臨床における生活指導の専門家として臨床現場で活躍しています。

糖尿病の治療について、食事療法や運動療法を含めた生活習慣の改善が大変重要であり、効果不十分なら、患者さんの病態に応じて、薬物療法やインスリン療法が考慮されます。

食事療法

食事療法に関しては、一般的に理想体重あたりに25ｋｃａｌにエネルギーを制限し、高血圧なら6ｇの減塩、腎機能障害なら病態に応じて蛋白制限等が設定されます。

食事療法について、患者さんの病態に応じて、医師が食事内容を指示し、栄養士が食品交換表を用い、食事の組み合わせを具体的に指導します。食品交換

糖尿病療養指導士
Certified Diabetes Educator（CDE）

2001年3月より開始、2018年19,579名

看護師（46%）

管理栄養士（24%）

薬剤師（16%）

臨床検査技師（8%）

理学療法士（6%）

糖尿病臨床における生活指導のエキスパート

表は３大栄養素を６つの表に分け、同じ表の中でエネルギーが同様なら食品間での交換が可能という考え方で作成されたわかりやすい表です。

　食事療法の際には、主食、主菜、副菜等の栄養バランスの良い組み合わせが大切であり、また、食後高血糖を抑えるためには、食べる順番も重要であり、先に野菜・蛋白から摂りはじめ、主食を最後にするといった工夫だけでも、主食から食べるよりは、食後の

血糖上昇が半分まで抑えることができるとの報告もあります。

運動療法

厚生労働省糖尿病実態調査によると、運動量が少ないほど肥満のリスクが高まることが明らかとなりましたが、多くの方が運動不足であり、有酸素運動としてウォーキング等が推奨され、心血管のリスクがなければ、1日に1万歩を目指して、低血糖を避けるためにも毎食後30分ずつのウォーキングが勧められています。

運動の強さとしては、息切れせず、汗ばむくらい、「きつい」と感じない、会話のできる程度が理想的とされています。可能なら、1回20分以上、1週間3回以上の運動が望ましいとされています。

薬物療法

食事療法・運動療法等生活習慣の改善を行っても、血糖管理が目標値以下にならない場合は薬物療法を考慮します。病態に合わせた経口血糖降下薬の選択が重要です。

薬物療法の際には、糖尿病合併症の発症予防・進展抑制やＱＯＬ（生活の質）向上のために、病態を改善する治療・低血糖を起こさないための治療の戦略が重要となります。

糖尿病とその合併症の予防

２００８年より国民特定健診が始まり、肥満・メタボリック症候群・内臓肥満の方に対して、その血糖・脂質・血圧・喫煙の有無を評価し、それぞれのリスクに合わせ、さまざまな支援も含めた特定保健指導を実施してきました。

厚生労働省国民健康・栄養調査の結果から、国民特定健診と特定保健指導開始後、20歳以上の糖尿病前期と糖尿病前期プラス糖尿病の発症は２回連続抑制されており、糖尿病の発症抑制はまだ認められていませんが、タイムラグがあり、次回の調査結果に期待したいところです。

糖尿病合併症予防のためのＪ－ＤＯＩＴ３戦略研究では、糖尿病の専門治療と教育が可能な日本全国81施設に通院する２、５００人余り（２００６－２００９年の登録時）を対象とし、平均年齢59歳、平均罹病期間８・５年、平均ＢＭＩ24・9、ＨｂＡ１ｃ8・0％の外来患者に血糖・血圧・脂質を総合的に管理することにより、合併症発症の抑制効果を検証しました。

治療群には現行のガイドラインに沿った治療を行い、強化療法群には現行のガイドラインよりもより厳しい血糖・血圧・脂質の管理目標を設定しました。

糖尿病専門施設での現行のガイドラインに沿った治療（血糖・血圧・脂質を総合的に管理）により、10年前の臨床試験に比べ、以前よりも心筋梗塞の発症を1／3以下、脳卒中の発症を半分以下に大幅に減少したことが明らかとなりました。

低血糖を起こすことなく、現行のガイドラインよりも血糖・血圧・脂質に対し厳しい目標を目指した治療により、脳血管合併症を58％、腎症を32％も含めた糖尿病の合併症がより顕著にさらに減少したことが明らかになりました。

糖尿病およびその合併症の発症予防・進展抑制のためには、家庭・学校・職場・地域・行政等も含めた全経過における各段階での対策が重要であると日本糖尿病学会の第3次対糖尿病5か年計画にも強調されています。

現段階では糖尿病およびその合併症は治癒できる病気ではありませんが、糖尿病とその合併症の根本病態の解明と介入を通して、「治らない疾患」から「治せる疾患」へと糖尿病研究の更なる活動を推進しています。

「2型糖尿病患者自己管理支援システムを用いた生活習慣観察研究」に参加して

男性・61歳（糖尿病歴26年）

糖尿病との診断が下されたのは今から26年前のことです。35歳になった頃、やたらと喉が渇き水分をたくさん摂るあまり、夜中にトイレが近くなりロクに眠れないといった日々が続きました。会社の定期健康診断時に高血糖症を指摘され、検査の結果、病院での診断は冒頭の通りでした。医師からは、このままじゃ短命間違いなし、とキック言われ、栄養指導を受け3か月くらいで体重を8kg程度落とし、血糖値はいったん正常範囲に戻り体調も普段通りになりましたが、生活パターンはいつの間にか元に戻ってしまいました。もちろん、その後の定期検診にはそれなりの対応を欠かしませんでした。つまり「帳尻合わせ」です。年1回の定期健康診断時の前ひと月程度の過ごし方には特に注意を払いました。

しかし、糖尿病とりわけ2型の恐ろしいところは、日々の不摂生の影響が直接に、あるいは短期には表れず、その結果病気であることの自覚が乏しくなることにあります。また、周りも外見上の変化がない限り注意してくれることもないため、自己管理こそが重要であるにもかかわらず、なかなか上手くは行きません。年齢を重ねるに従い、検査結果が次第に良くない方向に動き続けたため、ようやく真剣に対策を考えるようになりました。日々の生活習慣と病に繋がる検査数値が数か月に1回のバッチではなく、もっとリアルタイムに計測できれば良いのに、と考えていたとき、主治医から「2型糖尿病患者自己管理支援システムを用いた生活習慣観察研究」への参加を打診され、「思い立ったが吉日」のことわざ通り取り組んでみることにしました。日々の食事と運動量、および朝晩の血圧、体重、血糖値の測定結果をスマホに記録するのですが、数値間の日々の因果関係、およびそれらのトレンドを一目で確認できることが最大のポイントです。また、データは「言い訳」を一切許さないのが良いところです。最近はやりのＩｏＴ、あるいはＡＩとまではいきませんが、例えば数値の動きと飲食の内容とが明確に関連することが認識でき、当たり前ですが自発的な生活習慣の改善を強く促されます。現在のところ、数値は驚くくらい改善しています。これからは、定期診断結果と日々の測定数値とを照合しながら、主治医との二人三脚のもと、より有効な治療あるいは健全な生活習慣の定着に結び付けていけると考えています。

還暦を過ぎた今、改めて健康の大切さを感じています。父も糖尿病を患い、それが直接の原因ではありませんが10数年前に他界しています。もし当時、現在私が使用している測定システムがあれば、父はもう少し長生きできたのではないかと思います。この先、自分の人生がどう展開するか知る由もありませんが、この数か月にわたるシステムの「治験」を通してより健康な生活を送るための大切な「知見」を得たことは間違いなさそうです。

主治医からのコメント

自己管理は糖尿病を治療する上で最も大切な要素です。自己管理を徹底するためには、体重・血圧・食事量・運動量・血糖値等自分自身で測定可能なものは自分で管理する見える化が特に重要です。今後さまざまな生活習慣サポート機器の開発により、生活習慣の改善により貢献できることを期待しております。

やはり糖尿病は「生活習慣病」

男性・68歳（糖尿病歴15年）

糖尿病は生活習慣病と呼ばれていますが、全くその通りと思います。定年前の現役の時は仕事に絡んで食事が不規則。夜遅い夕食は良くないことは、承知はしているが、仕事に追われ遅くまで残業。「キリのいいところまで今日中に仕上げよう」、「学生諸君の締め切りまで・・・」などなど。これに、夜遅くの仕事上の会食、外国出張時の肉食中心の食事のカロリーオーバーなどなど。さらに、仕事上のストレス・・・。夜遅い時間の間食、さらに時間に追われ運動不足。その結果、クスリ、インスリンにもかかわらず、ＨｂＡ１ｃは7.2％前後をいったりきたり。

ただ、この時期でもダイナミックな改善はありました。薬をジャヌビアに代えたときずいぶん改善されました。やはり薬の相性はありそうです。

３年前に定年を迎え　生活スタイルが大きく変わりました。外食が減り、家で野菜を多く摂れるようになり、また仕事上のストレスが減りました。さらに、週、2、3回の運動（水泳）を取り入れたら、体重減、血糖値改善ができました。

繰り返しになりますが、やはり糖尿病は「生活習慣病」だなと思います。自分の生活スタイルを変えなければよくなりません。ただ厄介なのは、現役でバリバリやっている時には、この生活習慣を変えて、改善するのは中々難しいんですねぇ。しかし、自分の努力以外にも、何とか家庭のサポートを得て改善に努力しないと、年取って気づいた時には、深刻な状態になってしまうんですよね！

主治医からのコメント

糖尿病は現段階でまだ治癒できませんが、食事・運動を含めた生活習慣の改善、効果不十分であれば、病態に合わせた薬物やインスリン療法と組み合わせることにより、良い血糖コントロール維持を通すことで、最終的に合併症のない豊な人生、非糖尿病の方と変わらない生活の質の維持と寿命の確保に繋がります。

糖尿病を患って

男性・50歳（糖尿病歴6年）

糖尿病2型です。6年ほど治療のため専門クリニックに通院しています。HbA1cは6.5％、血糖値は130位が最近の数値です。開始時の薬はメトグルコ250mgでしたが、メトグルコ500mgに代わり、今はジェネリックのメトホルミン500mgを服用しています。

糖尿病の治療だけのときは3か月の間隔で通院していたのですが、ここ1年高血圧の症状が出て時に1か月通院することも2回ありました。血圧は以前は150／85でミコンビAP1 2.5mg服用で現在は135／75位で前後していますす。体調は特に異常ありませんが、少しトイレが近くなった感じです。病欠で会社を休んだ事もありません。

糖尿病の要因は今思えば、食べ物の好き嫌いが多く偏食にかたよったことと睡眠不足や夜勤勤務などの不摂生、運動不足、炭酸飲料の過剰摂取、その3年前から会社の健康診断で糖尿病危険信号の数値が出て病院で検査するように言われたのに行かなかったことです。病院に行くきっかけはやはり２０１１年後半の会社の健康診断でＨｂＡｃ9.0％、血糖値２４１との数値が出て会社命令で検査に行くことになりました。腰の持病はありますが他は心配していませんでした。油断禁物です。反省です。

この病気になってみて良い事はありませんが、食生活がかなり昔よりは変わりました。葉物野菜を食べるようになり砂糖を0カロリーのものをなるべく使うことが多くなりました。コーラも0カロリーを飲むようになりました。以前嫌いだった日本茶も少しは飲むようになりました。睡眠時間も以前は6時間だったものが8時間とるようになりました。エレベーターを使わずなるべく階段を使うことにしています。もともと酒、タバコは服用しませんのでそちらは問題がありません。通院している病院の先生からは、果物の摂取量を控えること、運動不足の解消、塩分摂取の低減、水分補給をもっとするよう言われています。今はＴＶ番組やインターネットで糖尿病や高血圧の番組などチェックしていますし、知り合いから頂いた糖尿病に良いＧＩ値の低い食品をなるべく摂るようにしていますが、効果を期待していくつか試すのですがどれもイマイチです。ＴＶ、インターネットの情報に振りまわされないようにしなさいとのことでした。医療治療に関して嘘の情報がほとんど、栄養士の先生のアドバイスだけを聞くように言われました。頭でっかちになりがちです。調べてみる限り糖尿病の画期的治療薬はなく現在の薬は病気の進行を防ぐ薬みたいですね。気にせず食べたいが夢ですね。自分にあった完治薬が世に出てくる事を願うばかりです。

主治医からのコメント

日本には糖尿病療養指導士という制度があります。今や、1万9千名以上の看護師・栄養士・薬剤師・検査技師等からなり、糖尿病臨床における生活指導の専門家として認証されています。ぜひ糖尿病療養指導士と共に糖尿病に関する正しい知識を身に付けながら、共に糖尿病に向き合って行きたいものです。

糖尿病と食事、運動

男性・82歳（糖尿病歴15年）

平成16年夏、突然頸椎椎間板ヘルニアに罹患。池袋原整形外科病院長の紹介状と首MRI画像を携え東大病院整形外科に入院、入院3日での緊急手術をしてくださいました。

夜間、病室消灯前インスリン注射を4回ほど打ちました。多分血糖値が高かったんでしょう。これが糖尿病との出会い、始まりです。

退院後は糖代謝内科医師飯塚陽子先生の診療を賜って13年が経過して、別の科の診察を紹介して戴きました。

この間前立腺・腎臓腫瘍がん・脱腸・白内障の手術を体験しました。糖尿病からの合併症との因果関係が結びつくのですか？

五大栄養素の1つ、糖質（炭水化物、でん粉、ブドウ糖）、この糖が体内で鉄分、赤血球他の分解酵素が混合し、長年に亘り末端組織に蓄積して毛細血管を破壊してしまうんでしょうか。インスリンの作用で。

でも炭水化物、でん粉は生体にとり大切な生活約筋、運動の筋肉のエネルギー源で食事のバランス調和が大事、そして暴飲暴食の過食は避け慎みたいと思っています。

糖尿病を患う人にとりカロリー制限1、600calこれは絶対厳守ですよね。写真入りの本、日本糖尿病学会編＝食品変換表はぜひ参照参考にしてほしいと思います。

糖尿病の合併症について
目：網膜という目の奥の毛細血管が冒され外部からの光がキャッチ不能となり失明に至る。目の病気ですね。私は白内障手術済みです。
腎臓：毛細血管や糸球体ボーマン嚢が冒され血液濾過老廃物・アンモニアや、窒素燐酸カリウム、石灰・塩分の尿素が排出不能になり体内に毒素が残留して、痛風・脳尿毒症と大変危険な状態を招きますので人工透析で血液交換し血を清潔にして体に戻します。
足：心臓から遠く離れた位置に属し足首、爪先、踵、踝、アキレス腱に血が循環せず局部分が壊死壊疽を起こし、黒くなり腐るんですよね。私の姉が真っ黒に腐敗した足首切断手術をしています。2足歩行の人間がどんな惨めで不自由な晩年を過ごしたか想像を絶します。血筋を引く者として遺伝は背負いたくないです。

日本人の祖先は農耕民族で五穀物・菜食・米や麦・魚貝類・木の実・麹黴・酵母菌・発酵物・酢・濁酒・味噌醤油・納豆・どぶ漬物・他多様あり、黄色人種・胴長短足・消化器の腸は長めにできているらしいです。欧米人つまり白人ゲルマン民族は狩猟民族の肉食中心、バターチーズ動物腸詰加工品・アルコールは樽詰ウイスキー・ワイン・ビール蒸留酒、よく欧米型化した食事の日本人は多くなってきると聞きますが、狩猟民族型食習慣伝統文化が糖尿病の誘因か。農耕民族型食習慣伝統文化が糖尿病の誘因か。

私の食事例

(朝飯) 食パン2枚切のうちの1枚・玉子マヨネーズサンド・ブルーベリージャム・ストロベリージャム・ピーナッツクリーム・蜂蜜・煮物切干大根・わかめ、ひぢき、これらは毎日食べます。茶・バナナ・ヨーグルト。

（昼飯）茶碗1杯のごはん（450カロリー）、納豆玉葱みじん切り、煮物さつま揚・厚揚豆腐・大根などは毎日。日により魚・鰯・鯖缶詰。コロッケ・ハンバーグは時折、2月に1度くらい。嗜好品のコーヒー・炭酸飲料・ジュースは飲みません。

（夕飯）乾麺1把・ラーメン・蕎麦・焼飯、時にカレーライス・肉じゃが芋、カボチャ・ニラ炒め、モヤシ炒め・茄子胡麻炒め・野菜豆腐入り2・3品組み合わせです。極端に熱冷食は召しません。御神酒とか。

（間食）饅頭なら1・2個、最中でも2個くらい。大福餅なら1か月に1回くらいは甘えてもよいですかね。

私の運動

朝目覚めが早くもう4時頃には起上り小法師です。まだ外は真っ暗です、夜明け前ですから。

さあ始めるか、まずは腹筋運動・550回

腕・肱・手指の間指圧マッサージ100回

首回し10回程

足臑脛・外側１２０回
太股裏側膝近く指圧マッサージ１００回
太股・軽くマッサージ１００回
膝左右１２０回両方膝２４０回
脹揉３００回、血栓が脹に発生すると聞くもので
足指30回　足底指圧１００回
屈自運動爪先・踵・踝・アキレス腱・足首・腰・膝50回
晴れの日は２km～３km位歩行
時には隣駅まで2.2km往復歩行、途中5分位休憩。

主治医からのコメント

農耕民族のアジア人において、インスリンの分泌は、狩猟民族の欧米人の半分以下のため、アジア人は小太りでも糖尿病を発症しやすい民族です。遺伝素因に加え、脂肪摂取量の増加や自動車保有台数増加による運動不足等食生活の欧米化、さらに超高齢化社会に伴い、低栄養やサルコペニアも加わり、日本人の糖尿病有病率は上昇傾向にあり、今や糖尿病およびその合併症は日本国民の健康寿命の短縮の大きな原因となっております。

生かされし命　生き抜く　生きよう

男性

私の糖尿病は因果応報です。学生時代からのアルコール多量摂取者で、食生活はもちろんのこと、不規則極まりない異常なる学生生活を9年4か月過ごしました（大学院は中退）。その後、官僚を2年で民間企業人となり激務を楽しむ（？）これまた異常な社会人生活でした。

40歳前に連日の軽い腹痛・下痢が続く日々、遂に入院生活。「大腸憩室炎」と「アルコール性脂肪肝」も判明。半年後に復帰、仕事兼務をとって頂き、酒量半分以下に食事も三食規則正しい社会人生活に成りました。そして諸般諸々の事情で、退職致して、1年程療養生活後、起業致しました。

事業も起動に乗り落ち着いたとき、突然の「痛風」発症。なお一層の節酒・食事内容も変更致しました。が、何か変な言行動・異様な徴候に気付くことはあったのですが、平成9年5月9日午後3時過ぎ意識不明危篤状態に。

長年のアルコール摂取で、脳内のビタミンB群等が死滅致し、(高アンモニア血症?)「ウェルニッケ脳症」=「アルコール依存症」2か月半後意識回復(精神科医師達申されるに)奇跡だと。

私は痴呆状態でほとんど記憶はなしです。自己認識も皆無で、家人や、医師・担当看護師から言われれば「そうか」と…、まったくまともに会話もできず、174cm、37kgに、歩行も無理な状態でした。

まずは体力作り、そして会話・読み書き訓練をシッカリじっくりと、理学療法士・栄養士・看護師・そして家人より優しく丁寧に致して頂きました。本当に奇跡的に回復し3月退院、一応普通に人として言行動も叶うようになりました。

断酒はもちろん、食事は3食普通食を頂いて、会社にも社会人へのリハビリがてら1日3・4時間は出社してました。が、平成10年5月下旬、腹部激痛救急搬送され杉並区阿佐ヶ谷・河北総合病院に入院。1回目の「アルコール膵炎」。栄養科長より膵臓食の食事療法を指示されて、キチンと厳守致してました。が、平成11年5月中旬に第2回目「膵炎」。12年6月初旬第3回目の「膵炎」。

平成13年5月第4回目「膵炎」、この時は「劇症膵炎」一歩手前。2か月絶食・水の入院生活を、目覚めると鎮痛剤注射でした。そこで、主治医から「膵管内にある石を破砕せねば、必ず再発症する。幸い出身の東大附属病院では（膵石破砕）成功しているので、転院して治療を受けてください」と、紹介して頂き、いろいろと改めて精密検査を受けて、平成14年1月中旬入院「膵石破砕術」開始しました。

3月3日早朝下腹部激痛（盲腸の辺りが押されると一番痛く）エコー等検査後「深部上行結腸腫瘍」の、内視鏡摘出手術。1週間後、膵石破砕再開で、無事に一応終了。体力作りと膵臓食にて療養後退院。体力作り中に、頻脈（不整脈）があり、外来通院に「循環器内科」。慢性膵炎は発作なしで、平成16年に（ＥＲＣＰ）入院検査。

平成18年再度膵石破砕術入院。平成19年春、発がんか?で、膵液採取、治療入院で、退院後ＧＬＵ１３０－１５０と検体数値が高くなってきました。平成19年10月の外来初診で「糖尿病検査入院」決定で結果「糖尿病患者」になりました。

私の場合（他にも慢性膵炎患者でも居ます）膵臓本体の尾部が石灰化し、まっ白。発がん（早々期）した部位から（膵管）死滅状態。Hb1Acが6.5－6.7％。GLUが120－130と下がらなくなって、メトグルコ3／1日＋ジャヌビア1／1日と服薬を始めて、今はHb1Acは6.1％、GLUは110と落ち着いています。

食事療法は、この20年間1日1600kcal（膵臓食）、脂肪制限で、天プラ・とんかつ等と揚げ物は一切食していません。大々好きなアルコールは（本当にビールは水替わりでした）もちろん断酒。タバコも「急性心房細動」で、意識不明、救急搬送（平成23年）平成24年春「膵頭がん」発症で約1か月放射線治療で、もちろん禁煙。

長々と病歴をつらねて参りましたが、今ある己自身をしっかりと認識することと、あきらかにして認めること。そして、どうあるべきか、どうするべきかを決めることとです。因果応報　報恩とすると、私は決めています。

平成28年は、胆のう全摘出外科手術を受けました。平成29年12月腫瘍マーカーが、また高くなって「肺」がおかしいのでは？と判明。呼吸器科初診です。「氣」シッカリと強く持ちあきらめ（あきらかにきわめて）立ち向かってまいります。

生かされし命　生き抜く　生きよう

私は、日々気持ち新しく養い強く持ち守り
ありがたくありがたく
大事に大事に
生かされし命生かされよう
生かされし命生きよう
生かされし命生きる
生き抜く
今という今こそ今が大事になれ
大事の今が
生涯の今

主治医からのコメント
膵臓はインスリンを分泌する臓器で、アルコール多飲に伴い膵炎や膵石により、インスリンの分泌が低下し、膵臓がんで膵臓切除が必要な場合は、インスリンの分泌が枯渇してしまうこともあります。膵臓を大切にできるような生活習慣を身に付けたいものですね。

後悔先に立たず

男性・58歳

40歳代お酒を飲む機会が多く、健康診断でたびたび、高脂血症と指摘されていましたが、食生活も改善せず、まったく気にせず、日常生活を送っていました。その当時中性脂肪は360を超えていました。平成24年11月の検診で「糖尿の軽い範囲」と診断、ヘモグロビンA1c 6%、その時に糖尿病の知識を得ていればよかったのですが、それでもあまり気にせず、なんと1年後の定期検診時、ヘモグロビンA1c 7.4%、あなたは糖尿病ですと言われ、目の前が暗くなりました。

食生活、アルコールと今まで好き放題でしたので、これからの人生、病気と付き合うのかと思うと不安でした。早速、書店に行き糖尿病の書籍を購入。それ以降なんと50冊以上になっていました。インターネットでも毎日調べ〝糖尿病の怖さ〟を知りました。近所にマスコミで取り上げられた糖尿病の専門医があり、受診をしたら即「薬を飲みなさい」「この薬はまだ、医療機関では未発表のもの」と説明があり不安になり、他の病院を何軒か回り、今、東大病院で受診しています。いろいろな検査をしてもらい、ヘモグロビンA1cも下降範囲になっています。栄養指導で「糖尿病で食べていけない物などないです」と指導を受け、食事の不安がなくなりました。

いろいろ調べて、今までは炭水化物がいけないとか、いろいろ規制がありましたので大変でした。少食で種類多く、食べています。歩くのが好きで、以前は朝食前に1時間～2時間でも、ウォーキングしていましたが、今は食事の後に体を動かすことを意識して、自宅の周りに坂が多いので坂道を好んで歩き、さらに意識して歩く距離を長く、筋トレで筋肉強化を図っています。休日もなるべく、家に居ないで、都内の街歩きを楽しみながら、さらに歩く歩く、無理しない適度に。

「病は気から」ではないですが、最近は開き直り「糖尿病を気にしない」ようにしています。

食事は少食で種類多く、飲酒は少量、体を動かす。あまり、糖尿病を気にせず。時間はかかりますが糖尿病を完治したいです。

主治医からのコメント

糖尿病の治療で最も重要なのは、食事療法、運動療法をはじめとする生活習慣の改善です。食事は全体のエネルギー制限、肥満の方の場合は程度に応じて糖質55%、50%制限、主食・主菜・副菜の栄養バランスの良い組み合わせが大切であり、食後高血糖を抑えるために、野菜・蛋白から摂りはじめ、主食を最後に摂るなどの工夫も有効です。

食事と運動で血糖管理

女性・69歳

私が初めて飯塚先生にお会いしたのは、会社の健康診断で血糖値の値が高くHがついたことにより先生の指導を受けることになり、その時の担当医でした。その後もあまり数値は改善せず、何年かして先生に「次は薬ですよ」と言われて、そんなに悪いのかと驚きました。

でも薬は飲みたくないと思い、考えた末、会社を辞めることにしました。その時の私は、毎日9時10時まで残業、家に帰ってから食事して寝るという生活で、体も悲鳴をあげていたこともあり、病気になるより頑張って健康になろうと思いました。先生に退職すると伝えると「近くのお医者さんでもよいですよ」と言われましたが、経過を知っている先生にお願いしたいと言って、退職後13年になりますが、先生の指導を受けています。退職の時、先生に20歳の体重を目指すこと、食事のカロリーは１６００ｋｃａｌと運動と言われました。退職後、疲れが取れず寝てばかりいましたが、このままでは病気になってしまうと思っていたところ新聞のチラシにスポーツクラブの見学案内が入ってきたので、見学に行きたくさんの人が運動していることに驚き、すぐ入会して運動を始めました。いろんなスタジオに出ていた時、若いインストラクターになんで熱心に出ているのと聞かれ、私痩せないといけない、と病気のことを話したら有酸素運動だけでは痩せないと言われジムに行き、インストラクターに1か月に1kg痩せたいと話して、5種類の運動を指導してもらい順調に1年ちょっとで10kg減量（20歳の時より12kg太っていたので）に成功しました。あとはこの体重を増やさないように気を付け、旅行に行って太ったらもとに戻す努力をしました。

先生の診察に行くとまず「体重は？」と聞かれるので、体重は気を付けています。私の場合はインスリンは出ているけれど働きが弱いと言われていますので、夜の食事時間に気を付けて、夜8時以降は食べないようにして、家にいるとつい食べてしまうので毎日スポーツクラブに行って運動して、今まで何とか薬を飲まずに過ごしています。良いインストラクターに出会い、スポーツクラブで良い友達に出会い、楽しく運動ができ、良い先生の指導も受けて何とか薬を飲まずにこれていることに感謝しております。これからもよろしくお願いいたします。

主治医からのコメント

糖尿病の治療で食事療法と同じく重要なのは運動療法です。運動療法はウォーキング等有酸素運動と並行して、レジスタンス運動も合わせることにより、筋力低下によるサルコペニアやフレイルの防止にも繋がり、超高齢化社会の日本においては、特に意識すべきところです。スポーツジムの活用は運動習慣を身に付けるのに有効です。生活習慣の改善で内服薬等使用せず良好な血糖管理を維持できる場合もあります。

糖尿病と体重管理

男性・65歳

8年前、今まで大病には縁がなく、会社の健康診断でも特に問題もなく、人一倍健康には自信があった私が、急に身体のだるさに耐えきれず、会社の診療所に行くことを決意し、仕事を中断し向いました。

前日に仕事上のゴルフで広島まで行っていたこともあり、疲れが出たんだろうと軽い気持ちで診断してもらいました。ところが、血液検査の結果、血糖値が517もあり、いつ倒れてもおかしくない状態だと言われすぐには信じられませんでした。

それまで尿間隔が短いということはありましたが、毎年受診している健康診断でも糖尿病らしい兆候は全くと言っていいほどなく、自分自身は健康であり、少々無理をしても大丈夫な身体だと思っており、多くの出張や残業・休日出勤を精力的にこなしていたからです。

産業医の紹介ですぐ東大病院に行くようにと指示を受け、電車に乗りとぼとぼと歩いて救急受付を通し、検査を受けたところすぐに入院とのことで、あれよあれよという間にスーツ姿のまま入院することになってしまいました。入院の直後、インスリン注射をし始めたところ数値は急激に下がり、それとともに少し前の身体のだるさも嘘のようになくなり、随分と楽になったのを今でも覚えています。

退院後、数か月ごとに定期検査のため通院をしておりますが、先生との問診で開口一番、現在の体重を聞かれます。

今までいくら食べても太らない体質だったこともあり、食欲の欲するまま普通の人の2倍ほども食べていましたが、退院後先生からは体重管理が重要と言われ極端に減食するのではなく、食事を人並み量に減らし、できるだけ野菜を食べるよう努力しています。

しかし、会社関係の飲み会等もあり、単身赴任生活（今年で20年目）も継続しており、不規則な生活になりがちではありますが、できるだけ外食を控え、野菜を中心にし、魚・肉は適度に摂り、好きなご飯量を減らした食事にするよう心がけています。

その効果もあり、先生から言われている60kg台にはまだ届かないものの71kg前後の体重を維持しており、現在はＨｂＡ１ｃ数値も6.4～6.6％の範囲に収まっています。

ここ数年の東大病院での血液検査データでは体重が落ちると糖尿の数値もよくなってきているという事実からも体重の自己管理が重要だと思っています。

いつも問診で最初に聞かれる体重は、この糖尿病では病状の大きなウエイトを占めているんだと自覚するようになってきました。

この完治することにない糖尿病と今後とも悪化させることのないように付き合っていくためにも、適度の運動と体重の自己管理をしっかりやり抜く思いで毎日を過ごしております。

主治医からのコメント
糖尿病治療の際に、体重管理が大変重要です。まず理想体重＝身長（m）x身長（m）x22を計算し、20歳の体重も目安となる場合があります。理想体重以下に落とさなくても、日本肥満学会では、現在の体重から3kg、ウエスト周囲長が3cmを減少できれば、それだけでも血糖、血圧、脂質等生活習慣に関連する病気は明らかに改善されると言われています。

はじまりは妊娠糖尿病

女性・46歳（糖尿病歴12年）

今から12年前、2人目の子供を妊娠した時に妊娠糖尿病と診断されました。食事と運動のバランスをとりながら妊娠生活を送ることになりました。

食事は野菜と魚中心の献立を考え、運動は毎日ウォーキングをして妊娠生活を続けながら、最終的には子供の体重が3kgに維持することができました。

その5年後に3人目の子供を妊娠した時は血糖値が高くなってしまっていて、インスリン注射を打ちながら妊娠生活を送らなければなりませんでした。毎回の食事の度に食事前と食後の血糖値を測りノートに記録していきました。いろいろな食事をしていた中で、何を食べたら血糖値が高くなって、これを食べても血糖値が上がらないんだということがわかってきて、とても勉強になりました。特に血糖値が高くなってしまったのはラーメンでした。スープを全部飲み干した訳でもないのに血糖値がとても高くなってしまいました。何事もバランスよく食事をとるということがどれだけ大切かを学ぶことができました。

前回、妊娠した時と同じようにウォーキングをできるだけがんばりました。

そのお陰で、ほぼ予定日に子供の出生体重は２９００ｇで出産することができました。

３人目の子供の出産から7年が経ち、今でも食事のとり方や運動をがんばって続けています。日中は仕事をしているため、夕食を子供たちと一緒に食べ、その後に３～４㎞ほどウォーキングをしています。

糖尿病という病気はなかなか自覚症状がないため、自分で気がつくということは難しいことだと思います。私の場合は妊娠をきっかけに病気と向き合い、がんばってくることができました。子供たちのお陰だと思っています。

そんな大切な子供たちや主人のために長生きできるよう、これからも努力を続けていくつもりです。

主治医からのコメント

妊娠糖尿病は妊娠時に血糖値が高くなる病気で、胎児にとっても母親にとってもより厳格な血糖管理が要求されます。食事はまず3食から6食と分食により、食後高血糖の改善を図り、効果不十分な場合はインスリン治療という流れになります。妊娠糖尿病は出産後に糖尿病に移行しやすいため、出産後も定期的なスクリーニングや必要に応じての加療が重要です。

インスリンポンプ治療

男性・51歳（糖尿病歴15年）

1型糖尿病を発症してから、15年の歳月が経過しました。発見当時は仕事も多忙を極め、土日もなく、早朝から深夜まで働くような生活を送っていました。そんな中で徐々に疲れが抜けず、微熱が続き、朝起きて会社に行く準備をすることも辛く億劫な作業となり、体重もいくら食べ物を摂取しても、1日1kg程度減っていくというような状態が続きました。もともと甲状腺亢進症を患っており、症状は似通っていたのですが、精神的に参っているのかと思い悩む日々を送っておりましたが、糖尿病と診断され「あー、病気だったんだ」とほっとしたのを覚えております。

そこから、インスリン注射による治療が始まりましたが、完治することがなく、生きている限り続くであろう病気を、頭では理解しているつもりでも、心では理解することができず、インスリンの投与をすること自体も、「薬物中毒の患者みたいだな」という認識を払拭することができずにいました。当然インスリンの投与も乱雑となり、血糖コントロールも乱れがちになり、現実逃避から測定もおろそかになっていくという負のスパイラル状態に陥りました。

そんな中、主治医の先生よりインスリンポンプによる治療を提案され、現在は、インスリンポンプ治療を行っています。週1回プールに通い、体のリセットに勤しんでおりますが、それ以外四六時中ポンプを装着しており、文字通り体の一部と化しております。

ポンプにして以来、注射を打つ行為に対する罪悪感から解放され、自己管理を、前向きに行えるようになっています。私が実践している具体的な方法は、朝一番の血糖測定は、何があっても朝食前に行う。就寝前の血糖測定結果が思わしくなく、体の調子がすぐれない場合でも、朝一番の血糖測定時に正常範囲までに戻すよう、インスリンをコントロールし睡眠をとる。これだけは必ず守るように管理をしております。当然、就寝前の血糖値が悪ければ、朝一番の血糖値も悪いことはありますが、その都度考えられる原因（食事内容等を含め）と対処方法を自己分析し、翌日に反映するよう心掛けております。また、悪い状態を持続させないこともスローガンの一つとし、日々勤しんでおります。

同時に、体だけでなく、精神的な自己管理も、糖尿病の治療には重要なファクターかと考えます。精神的に崩れると、体調も崩れ、如実に血糖値に反映されます。毎日それだけを考え生活できる環境であれば苦労はないのですが、現代社会の中で生きていく小生としましては、競技には参加していても、一人で走るマラソンランナーのような心持で日々の生活を送るよう無理をしないよう心掛け日々を送っております。

最後に、糖尿病の診断をしていただき、命を救っていただいた主治医に感謝を申し上げるとともに、男性には珍しい、甲状腺亢進症と1型糖尿病との合併症を患っている者の立場から協力できることがあれば幸いと思っております。

主治医からのコメント

1型糖尿病で、インスリンの分泌が枯渇の場合は、1日4回のインスリン注射が必須となります。一方インスリンポンプも治療の選択肢の一つとして、機械に強い方であれば、インスリン4回注射よりは楽であり、管理しやすく、ご興味がありましたら、ぜひ主治医にご相談してみてください。

私の糖尿病とのつきあい方

女性・67歳（糖尿病歴30年）

1. 糖尿病の発覚

約30年前、長男の出産後に再就職しました。ある日突然、職場で子宮から大量出血しました。病院で子宮筋腫と診断され、同時に糖尿病であることが判明しました。

2. 発覚～治療開始まで

子宮筋腫の手術後、糖尿病に関して内科医からダイエットと投薬治療の指示を受けましたが、あまり深刻に受け止めていませんでした。当時の治療薬は失念しましたが、2種類程度だったと記憶しています。そのうち母の介護が始まり、自身の糖尿病に関して特別な対応を行わず、薬の量は増える一方でした。最終的に10種類程度にまで増えてしまいました。母が施設に入所することとなり、初めて病気に真剣に取り組むようになりました。

3. ダイエットの開始

私は足が悪くランニングやスポーツジムでの運動ができないため、ウォーキングをすることにしました。しかし、私の体重は一向に減りませんでした。そこで担当医から『マイクロダイエット』を勧められました。担当医からは夕食をマイクロダイエット食へ置き換えると効果的だと言われましたが、当時、家族全員が揃って食事できるのは夕食のみであったため、昼食を置き換えることにしました。また、栄養士の指導により、自分の好みが高カロリーで塩分や油の多い料理であること、炭酸飲料が多いこと、栄養バランスが悪いこと等がわかり、今までの食生活の見直しを行いました。具体的には以下の通りです。

・大好きなコーラをダイエットコーラに切替
・間食の禁止

・マヨネーズをカロリーカットのものに切替
・砂糖をカロリーカットのものに切替
・食材と白米は1食の摂取量を決め計測

これらにより、約1年程度で8kgの減量に成功しました。しかし、マイクロダイエットは経済的負担が大きいため、現在は栄養士の指導、アドバイスのもと普通食に戻しています。

マイクロダイエットの開始時にいただいたダイエットノートはコピーして使用し続けており、1日の食生活を振り返り、反省をしています。

4．ダイエットの停滞期

ダイエット開始直後は体重が減少しましたが、すぐに停滞期に突入してしまいました。栄養指導もダイエットも辞めたくなりました。しかし、「ここで辞めると今までやってきたことが無駄になるのでは?」と思ったり、体重が増えてしまうと気になったりして、食生活の基本が身についていることに気付きました。また、悩んでいる時にタイミング良く栄養士から「なるほど」と思うアドバイスをもらったり、家族から励ましや糖尿病に関する新情報をもらったりして続けることができました。開始から10年ほど経ちますが、16kgまで減量することができました。引き続き継続中です。

5. 挫折しないための工夫

この病気は完璧に食事管理しようとすればするほど、ストレスが溜まり嫌になって続けられないと思います。そこで旅行時や家族との外食時にはダイエットノートの記録を付けないことに決めています。また、ダイエットノートを一生記録し続け、常に食生活を見直せる環境にしておくつもりです。

悪くなる一方の病状が少しずつ良くなってきたのは、担当医の薬の処方や栄養士のアドバイス、家族の支援のおかげだと思っています。

家族は「食べ過ぎでは?」「この食材は塩分が多過ぎるよ」と声をかけてくれたり、ダイエットノートの作成を手伝ってくれたりします。

6. 災害時に備えていること

薬は常に約1週間分を鞄に入れて持ち歩いています。近年は薬を飲んだか失念することが多くなってきたため、朝・昼・夕と小分けにしたケースの使用を検討しています。

7. 他の糖尿病患者さんへのメッセージ

病気になるということは精神力・意志の弱さだと思います。担当医・栄養士・家族のアドバイスをよく聞いて、チャレンジしてみること・継続することが大切です。

主治医からのコメント

食事療法を継続するためには、医師・栄養士や家族等によるサポートが大切です。外来受診の際に栄養指導も同時に予約し、定期的に管理栄養士と共に食事を見直すことが大変有効です。自分のライフスタイルに合わせ、できることから、無理なく・細くてもよいから長く・そして楽しく継続できるよう工夫したいものです。

糖尿病のおかげで早期にがんを発見

男性・75歳（糖尿病歴25年）

50歳の時に糖尿病が見つかってから、早25年が経ちました。当時は、付き合いで飲み会に誘われることが多く、参加すれば、お酒を5合は飲んでいました。甘い物も好きで、一度に羊羹を1本食べてしまうこともありました。さらに多忙にかまけて、睡眠不足が続き、今振り返れば、糖尿病にならないほうがおかしい生活をしていたと反省しています。

もし糖尿病にならず、当時のままの生活を続けていたら、おそらく別の病気になったに違いありません。糖尿病になったことで、食事の量を減らしたり、酒量を気にしたり、運動を心掛けたり、体を冷やさないようにしたり、定期的に通院して自分の体の状態を確認し、生活習慣を改めることができました。

2011年の春頃のこと、急な腹痛に襲われました。急遽、地元の病院にかかり、腹痛そのものはすぐに治ったのですが、2か月ごとの定期検診で東大病院に通院した際、主治医にその旨を伝えました。すると先生は、便潜血、CTスキャン、内視鏡、MRIなどさまざまな検査を段階的にしてくださいました。さらに腫瘍マーカーの基準値が5であるのに対し、7～8とじわじわと上がり、一番上がった時は11にまでなりました。

そのような検査が行われている際、再び腹痛に襲われ、東大病院へ急遽入院となり、この過程で盲腸がんが見つかったのです。早期発見で腹腔鏡手術が成功し、今日まで再発することなく7年目に入り、元気に過ごせています。

妙な表現ですが、糖尿病を患ったおかげで、発見しにくい盲腸がんを早期に発見できたと思っています。

75歳になった今、私が生活で一番気を付けているのは食事と睡眠です。家内の協力もあって、食べすぎ、飲みすぎにならないよう心掛け、夜9時を過ぎたら「もう寝なさい」と言ってもらうようにしています。せっかく主治医に救っていただいた命ですので、できるだけ健康寿命を延ばして、元気に過ごしていきたいと思います。

主治医からのコメント

一病息災という言葉があるように、定期的な外来受診は良好な血糖管理を維持するのに重要であるのみならず、注意深く病態の変化を継続フォローすることにより、原因不明な血糖悪化の背後に悪性腫瘍が潜んでいる場合があり、がんの早期発見に繋がることも考えられます。ぜひ定期的に外来受診をしましょう。

治療は主治医との信頼関係から始まり、患者は治療に参加すること

男性・73歳（糖尿病歴34年）

私は現在73歳、高血圧症と糖尿病、高脂血症の治療を受けている。29歳の時に本態性高血圧と診断され、降圧剤の服用を始めた。私の家系は高血圧と糖尿病に遺伝的なリスクがあることは知っていたので、「やっぱり遺伝か。薬を一生飲み続けるのか。大変だ。」と言う思いだった。

数年後に通院先を私が勤務している大学の医療機関に移した。当時の血圧は130超－80超で、担当医となったU医師（腎内分泌）は経過観察をしていたが、「もう少し血圧を下げたい。協力して、高血圧の主因と、より適した薬を捜そう。」と提言され、私は自宅で日々の血圧のデータを取って医師に提出、医師はそれを見て次の処方と指示を与える。こんな二人三脚の治療が始まった。U医師は「この薬は身体のどこにどのような作用をして血圧を下げ

る。しかし、このような副作用がある。」などと説明をしてくれたので、治療の意図がよく解り、医師との意志の疎通と信頼関係が得られた。

そんなさ中の39歳の時、初めての人間ドックで血糖値が正常値を超えていることが判った。U医師の指示は、「食事療法でカロリーの摂取量を減らすことから始めよう。」だった。大好きなお酒の量を減らし、食事は脂肪分を控えて量も減らし、お酒を飲んだときは主食のご飯は少なくするようにして、遅い時間の食事には注意をした。

40歳過ぎからは朝食前の早朝散歩を始めた。6時前に起床して、手と足の先から徐々に身体を動かし、身体がほぐれてから30分で3㎞程度の散歩をする。これを日課としてからは体調が良くなり、休日には1～2時間の歩行も加え、運動療法へと繋がった。

私は29歳の時から降圧剤を服用しているので、新しい薬の服用は少しでも減らしたいという思いもあって、医師と対話をしながら食事療法と運動を続けた。その効果もあってか、55歳過ぎまでの約20年間、HbA1cは正常値と境界値の間を維持できた。しかし、血糖値は徐々に上昇傾向となって、59歳の頃、U医師は、「血糖値のことは、これから先の薬の服用も含めて、糖代謝と脂質が専門の先生にお願いしましょう」と、T医師を紹介してくれた。T医師からの指示は「コレステロール（cLDL）を下げるように。正常の範囲内であるが飲食に気を付けて120以下が目標。」で、薬の服用はなかった。食事にはさらに気を付け、コレステロールの高い食材が入っていれば除けるようにした。

63歳で非常勤となり時間に余裕ができたので、朝食後の血糖値が上がる時間帯に毎日1時間30分くらいの散歩を始めた。65歳の頃までは、HbA1cは6.0％を少し超えた境界値、cLDLは120程度で推移していた。しかし、cLDLが徐々に上がり始め、T医師から「65歳だからそろそろ薬を飲み始めてもいいでしょう。」と言われ、クレストール2.5㎎を隔日で服用を始めた。cLDLは100を下回るようになった。（その2年後であるが、頸動脈にプラークが見つかって毎日の服用となった。現在は80程度である。）

糖代謝の治療はT医師の転勤によりI医師に引き継がれた。HbA1cは6.5～6.8％位ながらも上昇傾向で、I医師は「7.0％を超えたら合併症の心配もあるので薬の服用を始めます」と言われた。70歳位の時、7.0％を超すようになって、メトグルコ250㎎を毎食後に服用することになった。現在は経過観察中で、6.5%以下にするのが目標である。

私は長い間、医師の助言を受けながら治療をしてきたが、お酒もほどほどに楽しみながら今日までこられたことに感謝をしている。今思うことは、「治療は、医師との対話による意思の疎通と信頼関係があって始まり、患者は治療されるだけでなく治療にも参加する」、そして「生活習慣病の運動療法や食事療法は、それを生活の習慣として取り入れる」である。私の治療では毎日のウォーキングが大きな役割をしていて、今後も続くであろう。

高血圧症であるが、CTや血液による検査を再度行ったが原因はわからなかった。良い薬が見つかったが歯科医から歯肉炎の副作用があると言われ、振り出しに戻ったこともあった。しかし、50歳くらいの頃にたどり着いた薬で、20年以上、血圧は110-70位に落ち着いている。

主治医からのコメント

日本人の大規模臨床試験において、低血糖が起きることなく、血糖・血圧・脂質のトータル管理により、現行のガイドラインに沿った従来治療群でも、10年前の似た試験に比べ、脳卒中は約半分・心筋梗塞は約1/3まで抑制できました。一方、より厳しく管理目標を設定した強化療法群においては、脳血管合併症58%低下・腎症32%低下も含むより顕著な合併症抑制効果が認められ、エビデンスとして厳格な多因子総合管理の有用性が確立されました。

闘病32年の教訓

男性・84歳（糖尿病歴32年）

私は84歳（男性）、糖尿病は２型です。発病は32年前の52歳、現在は投薬（２種）、食事療法、運動療法を行い、３か月ごとの定期健診を受けております。

血糖値は90～１２０、ＨｂＡ１ｃは6.5～７％で比較的安定した病状であり、運動療法は近くのジムで毎日２時間、歩行器で時速５㎞、負荷（傾斜度4.5～8）で１時間ほど歩行し、自転車漕ぎ30分で１日の消費カロリーは５００～５８０ｋｃａｌ程度の運動療法を行っております。

闘病32年を経験した教訓は、病気の治療は担当医の指導・治療が20％で、本人の毎日の自己管理（食事療法、運動療法、休養）が80％の比重で如何に本人の努力が必要かということです。

例えば運動選手の体調管理では健康体でありながら自身の成績向上、実績を継続していくためには毎日厳しい節制を行っています。現在ＭＬＢ（アメリカ大リーグ）で活躍している鈴木一朗氏（イチロー）は45歳でまだメジャーで活躍しており、高校時代（愛工大名電）の時の体重を維持していることを見てもおわかりの通りで、26年間如何に自己管理を徹底しているかがわかります。頭が下がる思いです。

私は32年の病歴があり最初の約４～５年間は厳しい食事制限（１日１２００ｋｃａｌ）を行い、毎日の昼食は外食ではなく弁当持参、弁当箱の大きさは幼稚園児用の小さいものでした。

あまりの厳しさに会社を退社する直前は、通勤１時間で自分の家に着く頃には低血糖気味でフラフラになる状態でした。

その後、あまりの厳しさに長年の闘病は無理と判断し、かなりゆるやかな治療に専念することに決め、運動療法に比重を置くことに専念し現在に至っております。

人間の身体は、空腹の時間が長くなると自然に防衛本能が働き身体は浪費を極力避けて省エネ型になり、エネルギーをなるべく消費しないで摂取したカロリーをできるだけ体内に蓄えることにより肥満体質となり糖尿病発病の原因となりますので三食（朝、昼、晩）は必ず決められたカロリー量の摂取を行う必要があります。

最近は若年層の糖尿病発病も多いと聞かれますが、生活習慣病と呼ばれる糖尿病の特徴である毎日の生活があまりにも便利になり、食事の内容も高カロリー（肉中心の洋食系）と運動不足（自動車の普及、コンピューター関連のパソコン、スマホに接する時間が長すぎる）になりカロリー摂取とのアンバランスを起こしていると思われます。もう私には余生が少ないが、これから人生の長い若い人々が発病することは国にとっても由々しい問題と思います。糖尿病予防のための精密な健康診断と適切な指導の必要性を感じます。

糖尿病の治療の目標は「健康な人と変わらない日常生活の質（QOL）の維持」、「健康な人と変わらない寿命の確保」であります。

最近の治療技術で血糖値測定のため、これまでは指先を針で刺して採取していたが、近年は「体にセンサーを貼るだけで血を流さず、24時間血糖値を測る技術」ができ、肌に貼るだけでインスリン投与ができる「インスリン、パッチ」も実用化に向けて研究が進められています。また iPS 細胞（人工多能性幹細胞）でインスリンを分泌する細胞を作り出す「糖尿病再生医療」が必ずや糖尿病患者にとっては明るい将来が訪れることを期待したいものです。

主治医からのコメント
自己管理が糖尿病治療において大変重要な部分ですが、過度な厳しすぎる自己管理により、低血糖やリバウンドのリスクが高まり、長期持続困難等の弊害が考えられます。糖質制限に関しても、日本糖尿病学会では糖質50%~60%とし、極端な糖質制限は、遵守性や安全性においてて長期的なエビデンスが不足していることからお勧めできないとしています。

栄養指導で安定した生活を送る

男性・76歳（糖尿病歴13年）

私の糖尿病との付き合いは、2005年の市の検診で始まりました。「糖の数値がやや高めですので近くのお医者さんと相談されて対応を決められたら如何ですか」と言われ、かかりつけ医の先生と相談したところ、以前より東大病院にお世話になっているところから紹介状を書いていただき、東大病院で治療していただくことになりました。その時のヘモグロビンA1cの値は6.1％（基準値変更前）でしたので、さほど危機感を持っていませんでした。

早速東大病院に行き、担当医の先生からの最初の指示が「栄養士さんから今後の食事について指導を受けてください」でした。栄養士さんにお話を聞いたところ、今までの食事と比べあまりにも質素な内容であり、物足りないのではないかと思いました。日常の食事は、朝食が主にパンと牛乳、野菜か果物、昼食は外食で麺類やパスタなどを食する機会が多く、また夕食は白米のごはん、おかずに魚または肉類が中心です。これらはみな炭水化物の多い食品です。

現在は家内と二人の生活です。家内もご飯好きで、少々値段の高い物でも美味しいお米を食べることにしています。好き嫌いはあまりありませんが、できるだけ野菜や魚、肉等を食べるようにしています。その他には甘い物が好きなほうで特に果物を好みますが、一度にたくさんは食べないようにしています。お酒は夕食時と床につく前に糖質０の焼酎一杯またはビール類で３５０cc一缶を飲んでいますが、外出して友人等と会食する時は日本酒や糖質入りのビールを飲むことになります。また運動については毎日ウォーキングするなど規正しいものはしていませんが、週に２・３度ゴルフの練習をし、月に２・３度ゴルフ場で1万歩くらい歩くようにしています。

最近の病状は、ヘモグロビンＡ１ｃの値は6.8％または6.9％（基準値変更後）で安定していますが、本来ならもう少し炭水化物を制限してヘモグロビンＡ１ｃの値を下げる努力をする必要があると思っていますが、３か月に一度主治医の先生のところへ行き意見を聞きますと、特に厳しいことは言われず、「ヘモグロビンＡ１ｃが7.0％を超えないようにしてくださいね」と言われる程度ですので、最近長らく気持ちが緩んでいるのではないかと思い、今一度気を引き締める必要があるのではないかと反省しています。
薬剤師に薬をもらう時によく「低血糖の症状は出ませんか」と聞かれますが、今までそれらしい症状と思えるものはありませんでしたので、それほど気にはしていません。また合併症については定期的に人間ドックでチェックをし、また眼科医でもチェックしておりますので今のところ心配することはないようです。これからは特に食事に注意し定期健診と体を動かすことを心掛けていきたいと思っています。

主治医からのコメント
糖尿病は食事療法・運動療法を努力して頂いても、それでも管理目標値以下にならない場合は、薬物療法や必要に応じてインスリン療法の導入となります。治療導入の際には、合併症発症予防・進展抑制のための・低血糖を起こさず・肥満を助長しない治療戦略の組み合わせが重要です。

糖尿病の現状と肝細胞がんを患って

男性・78歳（糖尿病歴46年）

現役のサラリーマンの頃、友人から「父の目が見えなくなった」、また退職後小学校のクラス会で、50年振りに会った同級生が盲目で、「奥様に手を引かれて」参加していたこと。いずれも糖尿病の結末と聞かされていた。

平成29年腹部エコー検査で「肝細胞がん」が見つかり、肝臓の約50%を切除する羽目になった。昭和51年、知人の医者から、お前は「成人病のデパート」と言われ、東京大学付属病院を紹介され現在も通院を続けている。振り返って見ると、自分自身のサラリーマン生活は、40年間に8回の転勤で、九州から北海道までバブル経済を謳歌、社内検査での「中性脂肪、コレステロール」の再検査を指摘されていたが無視した結末である。

76歳まで、酒、たばこはフリー。途中の平成9年1月風邪気味で、朝食、昼食をまじめに取れず、薬だけは通常通り飲み就寝したところ、真夜中に「夢遊病者のように家中を走り廻ったこと」があり、翌朝東京大学付属病院に緊急診察を受けたことがあった。この時初めて「低血糖の症状」を経験した。それでも収まると通常の生活に戻ってしまった。

今は反省することばかりで、遅まきながら、医師の指示通り「カロリー制限（１２００ｋｃａｌ／日）、インスリン注射（2種類）、血糖値、体温、血圧、体重、各種測定」はもちろん「禁酒、禁煙」を実行、定期健診を気分転換の楽しみに置き換えて通院している。

昨今の友人との会話の時は、もっぱら年齢（78歳）と「糖尿病とがん」を話題にしている。毎日を楽しく、明るく、周囲に助けられながら規則正しく感謝の人生を過ごしている。毎日を家族の温かさに囲まれて・・・。衆生の皆様に厚く御礼申し上げます。

主治医からのコメント

日本糖尿病学会では、糖尿病治療の目標として、血糖・体重・血圧・脂質の良好なコントロールの維持を通して、糖尿病細小血管合併症（網膜症・腎症・神経障害）および動脈硬化性疾患（冠動脈疾患・脳血管障害・末梢動脈疾患）の発症予防・進展抑制に繋がり、最終的には、健康な方と変わらない日常生活の質の維持と寿命の確保であると掲げています。

糖尿病の敵は無知なこと

男性・62歳（糖尿病歴30年）

まだ成人病と呼ばれていた時代、私は30歳目前の健康診断で血糖値を指摘されました。食生活の改善と体重減を指示されダイエットに励む。当時はまだ独身で、朝は食パン1枚、昼はかけそば1杯、夜はおにぎり1個。今考えれば食生活の改善にはなっていなかったが、始めて3週間は体重の変化はなし、3週間過ぎてから1日1kgずつ落ちていく。7〜8kg減ったところで怖くなり終了する。この経験が後に困ることになる。

この病気の怖いところは痛いとか苦しいとかいう自覚症状がないこと（のちに先生から自覚症状が出た時には手遅れだよと叱られる）。普段の生活では空腹になると手が震えるくらいで、これも低血糖の症状だとは知らず、今考えれば無知が一番の敵だと知る。もう一つ困ったことは進めていた住宅取得の公的保証の敷居が上がった。

30歳代に結婚し子供も生まれ、血糖値も若干高めくらいで投薬で安定していた。ただ、体重は徐々に戻り、それに比例して薬の量も増えてきた。ただ私には1か月で8kgほどダイエットした経験があるので何時でもできるという慢心があってなかなか続かず、それでもそれ以上の増加は抑えた。

今は62歳になり、代謝が落ちた分体重がまた増え、食事を減らしても落ちず、前回の受診から2kg増えただけでＨｂＡ1ｃが1％増え7％を超してしまい、少し減らした薬も次回受診日までに良くならなければまた戻すと指摘された。

30年以上付き合ってきた糖尿病、多い時には毎月、今は3か月ごとに受診しています。先生から数値結果を聞き、良くなっていれば褒めていただき、悪ければ叱っていただいています。自分に律する力があればもう投薬からも抜けていたかも知れません。しかし無知で怠惰な私には長い間根気よく診療していただいた先生方のお陰で、インスリン治療や合併症を発症することなくこられたのだと思います。

でも、治療はまだまだ続きます。

主治医からのコメント

糖尿病は血糖値がそれほど高くなければ、何も症状ないのが特徴であり、その分自覚を持ちにくいのも管理する上で難しいところです。しかし、糖尿病と診断される前の予備軍の段階から、動脈硬化がすでに始まっていることを理解して頂き、糖尿病の合併症を進行させないためには、血糖・血圧・脂質の改善と禁煙が大切です。

糖尿病との向き合い方

男性

発病したのは42歳だった2007年の年末でした。急に体重が減りだし、いつものどが渇き、水を飲んでコップを机に置いたときにはまたのどが渇く状況でした。さすがに病気と思い東大病院へ行きました。診察を受けると即入院と言われました。翌週は正月でもあり年末年始は家で過ごしたいことを先生に言うと、「このままではあなた確実に死ぬよ、入院して治さない限り絶対良くならない」とはっきり言われました。入院しこれからの生活の仕方を徹底的に指導されました。また私に適した治療方法について医師数名でチームを組んで最適な治療法を検討していただきました。そのおかげで、半年間はインスリン治療をしたものの、半年後には食事療法で血糖値管理ができました。

その後、4年間食事療法で管理できましたが、残念ながら徐々に自分の好きな食べ物、甘いものなど少しぐらいならいいか、明日から節制すれば良いかと考え、また発病しました。まるでダイエットのリバウンドと同じです。ここで私の言いたいことは、糖尿病との向き合い方です。簡単に言うとこの病気を克服するのか、それともうまく付き合うのかの選択です。4年間の食事療法は確かに有効ではあったが、毎晩もやしスープや薄味の食べ物ばかりであり、また毎日1時間以上散歩し、その間も自分の好きな肉や味の濃い食べ物のことを考えていました。この飽食の時代に生きてこのまま質素な食事で人生過ごすことが本当に後悔のない人生なのか、糖尿病を抑さえ込める半面、自分の人生の楽しみを犠牲にしているのではないか、医療技術の進歩、テクノロジーの進歩はよりよい生活のためではないのかと自問しました。結果、私の選択はこの病気に対し白旗を揚げ、薬を持ってこの病気と付き合うことでした。

この病気との向き合い方はそれぞれの人の価値観で決まるように思います。完治を目指すならそれも可能。上手く付き合うならそれも可能です。この病気になったからといって心配はいりません。選択はご自身の手の中にあるのです。

最後に東大病院はすばらしい医療機関と思います。当初私が糖尿病完治を目指したとき主治医は真剣に対応していただき、血糖値が悪くなると「まじめに取り組まないのなら病院に来なくていい」とまで真剣に怒られました。また上手く付き合う選択をすればその希望に合うよう指導していただけます。今後も病気の進行を進めないよう対応してゆきたいと思います。このような私の考え、体験談が同じ病気の方に少しでもお役に立てれば幸せです。

主治医からのコメント
糖尿病は現段階で治癒はできませんが、食事・運動・生活習慣の改善、必要に応じて薬物・インスリン治療等により、良い血糖管理が維持できれば、合併症のない人生を目指すことができる病気です。血糖値が良くなっても、暴飲暴食が続くと、血糖値がまた悪化する特徴を考慮し、定期的に外来受診し、血糖管理状況・合併症を評価することが大変重要です。

私と血糖値　自然体でいこう

男性・63歳（糖尿病歴20年）

私が血糖値と付き合い出してからかれこれ20年が経ちます。初めはお医者さんから何を言われても自覚症状がある訳ではないので、ほとんど聞き流しているような状態でした。血糖値を下げる薬の服用を勧められても放ったらかしでした。ところが、50歳を過ぎたころから、若い時のような身体の自由度、活力が衰えてきたことを実感するようになり、このままは良くないと考え始めました。そして、薬の服用を受け入れ、血糖値を下げる決意をしました。私の場合血圧や中性脂肪、尿酸値などは基準値内で、若い時に少々太っていた時に高かったγＧＴＰも体重減と共に基準値に入るようになり、後は血糖値だけです。

ところが、薬を飲み始めても急には下がらず、時々やっている暴飲暴食のせいだと考えましたが、急には止めたくなく、少しばかり抑えようということを心掛ける程度でした。ですが、うまくいくもので、年を取ると若い時のような暴飲暴食ができなくなり、自然とバランスがとれるようになってきました。

　私の血糖値は、現在ヘモグロビンＡ１ｃで6.6～7.0％程度ともうちょっとのところなのですが、３か月ごとの検査と診察の時、先生から「お変わりございませんか」と聞かれ、「はい、特には」と答えると、先生は検査結果のデータを見ながら、「順調ですね」と言ってくれるか、「ちょっと高めですね。気を付けてください」と言います。前者の場合、この言葉でまた3か月間少々の暴飲が容認されたと思い気持ちが晴れますが、後者の場合、残念、仕方ない、３か月少し抑えるかと気落ちします。

　私と血糖値の付き合い方は、自然体を基本としています。それは、それなりの規則正しい生活と食事、薬の服用を続けていると、少なくとも今の幸せは保っていけると思っているからです。自然体でいると、精神的なストレスも溜まりにくいので、心が楽でいられます。これから年齢を重ねると他にも問題が出てくると考えられます。少なくとも血糖値は今の状態を保つか下げないといけないと考えると、無理に自制して、心のバランスを崩すよりいいのではないかと勝手に考えています。残された余命を有意義に過ごすために、摂生不摂生のどちらにも偏らない自然体でいこうと日々心掛けています。

主治医からのコメント

糖尿病治療において、食事・運動・服薬・インスリン等制限されること・守らなければならないことが多く、糖尿病患者には精神的なストレスを抱えることが多いのが現状です。日頃からストレスが溜まらないようにご自身に合うような健康的なストレス発散法を見付けることが大切であり、また患者さん同士の体験談に勇気づけられることから、患者会への参加はお勧めです。

肝細胞がんと糖尿病

男性

私の肝細胞がんと糖尿病により生死をかけた戦いを経て、現在は安定した生活を勝ち取った経験をお伝えすることができることは大変大きな喜びです。

25年に及ぶサラリーマン生活の中で、常に寝不足、深夜の食事、運動不足の結果、肥満と脂肪肝に至ったのは当然でした。能力以上の仕事の成果を求めるために当然の犠牲であり、糖尿病は勲章とさえ考えていました。

しかしながら、2007年の肝臓がん発覚によって事態は一変しました。かねてから糖尿病内科の主治医から部位は特定できないものの腫瘍の兆候があると指摘されていたにもかかわらず、「なるようになるさ」と放置していたのでした。偶然にも義父の看病のため過労で体調を崩した際に直径40㎜の原発がんが肝臓に発生していたことが発覚したのです。しかも、糖尿病状態では術後の縫合部が止血できない可能性が高いため手術できないとの診断が下されました。一刻も早く手術可能な状態にするためには2週間で20kgの減量が必要とのことで、命がけの減量に取り組みました。医師の指示を忠実に守って手術を受けることができました。

幸いにも、肝細胞がんは切除できたものの、体力の低下のため日常生活に支障のない状況になるには約半年を要しました。その後も、再発を警戒しつつあわせて糖尿病体質からの脱却を目指す毎日ですが、十分な睡眠、規則正しい食事、毎朝の5kmの散歩が効果を表し始め、最近では肝機能の改善だけでなく血糖値の安定化をもたらしているところです。それだけでなく、限られた活動時間を有効に使う必要から、仕事の上でも効率が劇的に向上することがわかりました。このような生活を若い時期から実践していれば家族のためにも自分自身のためにもどれだけ役立ったかと考えると残念な思いでいます。

現在、働き盛りの皆さんがこれをお読みになっているのであれば、ぜひもう一度生活習慣を見直していただくことをお勧めしたい。政府の推進する「働き方改革」よりもご自身の「働き方改革」が健康のためにもまた業績改善にもつながる可能性があることを実体験としてお伝えします。

主治医からのコメント

健康は患者さんご自身のものだけでなく、ご家族のもの、社会の人材としての社会のものでもあることを考えると、健康を大切にしたいものです。体のサインにしっかりと耳を傾け、病気の早期発見・発症予防・進展抑制に繋がるよう、ご自身のライフスタイルに合うような健康的な生活を送るための工夫が求められます。

長い糖尿病の治療には主治医との信頼関係が必要

男性・68歳

会社の健康診断で再検査になり、再検査の結果「糖が出ていますね、立派な糖尿病です。よくこれで仕事していましたね」と言われたのが20数年前でした。

それから健保組合の健康管理センターで血糖値の検査をしながら、糖尿病、食事療法、運動療法についての指導を受けました。それまでよく喉が渇くので水分をたくさん摂り、そのためかトイレも近くなり、またどうしても疲れが取れず辛い状態が続いていました。

指導の結果、これらのことが糖尿病の症状であることが理解できたのでした。

そうして1年後「もうここでできることはありません。今後は病院へ行ってください」と宣告され病院での服薬による治療が始まりました。

そして野菜が少なくカロリー値の高い食事に偏りがちな外食を止め、弁当持参に変えましたが、帰宅時間がまちまちなため不規則な食生活が続きました。

また運動療法については、通勤途中および勤務中はできるだけ階段を使い、駅からのバス利用を止め30分程歩くことにしました。

しかしながら運動量の圧倒的な不足なのか検査数値は一向に改善しませんでした。

この状態が続くなか会社を退職しました。

それを機に食生活と運動の改善に努めようと決意しました。まず食事は食事時間を定め1日の摂取量を守り、間食をしないようにしました。

運動は家の近所を周回するジョギングを始めましたが、これまでの運動不足がたたったのか長くは走れません。それでも何とか歯を食いしばって走り続けていました。

今にして思えば、食事にしても運動にしても血糖値を少しでも改善しなければという強迫観念に駆られていたのでしょう。

そうしているうちに主治医が現在の先生に代わりました。先生から「激しい運動ではなく、持続可能な運動をしましょう」とアドバイスされ、毎日1時間半約8㎞のウォーキングに変えました。

それからは空の色や空気そしてコブシや桜、金木犀の花に季節を感じ楽しみながら歩いています。

そうして検査数値は下がってきましたが、検査の度に上下し安定しません。結果が悪いときは何が原因か悩みました。しかしそんなときも「この数値ならまだ大丈夫ですよ。」と先生に励まされます。

血液検査表を見ても、たくさんの項目を設定し患者の状態を注意深く見てもらっているのがわかります。そのため合併症に対する不安を感じることはありません。

糖尿病は、まず患者自身が主体的に治療に励むのはもちろんですが、先の見えない長い闘病生活を一人で送ると挫けそうになります。そんな長い闘病生活には、医師と、共に病に向き合っていく信頼関係を築くことが大切です。

私には、主治医の「私は伴走者」の言葉が心強く響いています。

主治医からのコメント

主治医は患者さんご自身です。医師と相談しながら、ご自身のライフスタイルに合わせ、主体性を持って持続可能な生活習慣の改善からスタートされ、意識改革・行動変容を通して、食習慣・運動習慣・服薬習慣の改善に繋がり、最終的に合併症のない思い描いた通りの人生を送って頂けるよう、医療従事者は良きサポーター・良き伴走者として共に歩んで行ければと思います。

膵臓がんに先立って発症した糖尿病

男性・76歳（糖尿病歴10年）

60代後半になって糖尿病を発症

空腹時の血糖濃度の上昇をもって糖尿病の発症とするならば、私の場合は67歳の頃となります。2007年に虎の門病院で受けた人間ドックの検診と東大病院での大腸内視鏡検査により9個のポリープが見つかり、そのうち1個ががん化しておりましたが、これらはその場で切除して事なきを得ました。大腸がんの転移の有無を調べる目的で1年後の2008年に検査した際に耐糖能異常を指摘されて、東大病院の糖代謝内科を受診しましたが、この時には治療を行わずに経過観察をすることになりました。

その翌年の2009年に腹部CT検査で膵臓がんが見つかった際には空腹時血糖濃度（165㎎／dl）とヘモグロビンA1c（7.1％）が共に高くなっ

ていて、糖尿病と診断されてアマリール0.5㎎による治療が開始されました。

膵臓がんの摘出手術を受ける

2009年11月27日のCT検査と引き続き行われたMRIおよびPETによる画像診断で膵臓に2.5×2.3×1.8㎝の腫瘍が見つかりました。

これはステージ2の膵管内乳頭粘液性腺がんであると診断され、12月14日に東大病院で膵臓尾部と脾臓の摘出手術を受けました。

このがんは消化液である膵液を分泌するための膵管上皮細胞ががん化したものですが、インスリンを分泌するランゲルハンス島のβ細胞とは異なります。

膵臓がんに先立つ糖尿病発症の意味

膵臓がんは進行が速いことで知られており、私の場合も発がんから半年以内に見つかったと思われますが、それよりも更に半年以上も前から耐糖能が異常になったことと発がんに因果関係があるのでしょうか。

長さ15cm前後、重量70～80ｇという膵臓の大きさに比べれば、直径3cm弱の腫瘍はあまりにも小さいので、腫瘤による単純な圧迫による結果とは考えられません。また、インスリンは内分泌されますので、外分泌の役割を果たす膵管の異常によってインスリン応答が阻害されたともいえませんので、膵臓がんと糖尿病の関係については今後の研究課題だと思います。

その後に行われた糖尿病の治療

膵尾部と脾臓を摘出してしまったので、膵臓が小さくなった分だけインスリンの分泌量も減少するので糖尿病の薬剤による治療が再開されました。アマリール、ジャヌビア、メトグルコと変遷して、4年後の2014年4月からはインスリン（ランタス）の皮下注射（20単位）とメトグルコの併用療法を開始して現在に至っております。

膵臓がんに関してはゼムザールという抗がん剤の点滴治療を2年間行いましたが、術後8年間が経過した今でも発症の兆候はなく、完治したものと思っております。

治療に携われた医師の方々に感謝しております。

主治医からのコメント

国内外で発表された研究によると、2型糖尿病の方はがんになるリスクが20％高く、日本人では特に大腸がん、肝臓がん、膵臓がんのリスクが高いと報告されています。原因は高インスリン血症、高血糖、炎症等関与していると考えられています。定期的にがん検診を受けましょう。

こうしてみつかった私の糖尿病

女性・75歳（糖尿病歴15年）

ある時、デパートへ買い物に行き（開店時間：10時）たまたま糖尿病に関する催し物があったので、軽い気持ちで「血液検査を受けてみようかな」と思い、そこで朝食時刻を聞かれて「7時15分頃です」と答えると、「病院に行って検査をしたほうが良いのでは」と言われました。

それから少し間を置き、何か気になったので病院で調べてもらったら「あなたは糖尿病です」と告げられ、今まで病気らしい病気をしていませんでしたのでガックリしましたが、それから通院を始め、朝・昼・晩・就寝前に薬を飲み始めました。

少し経ってから父親が糖尿病だったと知ってビックリしました。

食事の工夫

食事は毎日規則正しく摂るようにしていますが、私も女性ですので少し甘い物（特にケーキ）を食べたいと思う時は、なるべく外でケーキを1個注文し、主人と半分ずつ食べるようにして、これで満足しています（家に買って帰るとなると、1個だけ買うのは何故か気がひけますので）。

また、家での甘い物（饅頭、ドラ焼き等）は、半分ずつにして食べてストレスは溜めないようにしています。

世の中にはどうしても甘い物があって、その味を知っているだけに、我慢するにはこのような方法で解消しています。

運動の工夫

若い時は、近所に大きな公園がありグルっと一回りしてくると大体1時間でしたので、主人が勧めていた時は出勤するとすぐ出かけて毎日運動をしていました。

後日、膝が痛くなって（膝関節の使い過ぎで、膝関節の酷使禁止）、リハビリ通いをするようになってからは、何か良い方法がないかと思い、今では日本橋、銀座と、買い物・世の中の流行り廃りの勉強を兼ねてデパートに行きます（暑くても、寒くてもできるので、1日1万歩くらいにはなります）。

この方法ですと、世の中の動きもわかりますし（呆けずにすみます）、歩き過ぎて膝を痛めずにすみます。

なお、現在は膝のリハビリに週2回くらい通っており、今の状態をキープするにはこの方法が一番合っているような気がします。

主治医からのコメント

糖尿病は症状のない病気であるからこそ、定期的な健診が重要になります。2008年特定健診がスタートされ、肥満やメタボリックシンドロームの方に対して、血糖・血圧・脂質・喫煙の有無により、リスクの程度に応じ、積極的に支援を導入した結果、糖尿病前期において有意に連続的に減少がみられ、ハイリスクの方の早期発見、早期介入により、糖尿病の発症予防・進展抑制が期待されます。

糖尿病という病名すら知らなかった私に―

女性・81歳（糖尿病歴13年）

私は２０１９年１月８日に81歳を迎えました。20代の母から産まれ、取り上げた産婆さんが、彼女の両手に乗るくらい小さかった私を見て、はっきりと「育てばいいんですけど―」と言われたくらい小さな私は、亡き両親に何十回も育つ節目ごとに「４５０匁だったのに、ここまで育ってくれて―」と言われ続けました。16歳まで大分県の海辺で育ちましたが細い私は、遠足、運動会が大のニガテでした。

「これからの女子は、自分で何かを学びとって、自分らしい人生を生きヨ」と、東京の高校に放り込まれ、すぐに自律神経失調症になり、治療のため、いったん故里へ帰ります。

また上京し、読書好きな私は、本を通じて、中国、中国語学習へとのめり込み、中国語専門学校2年、通訳養成学校を出て、日中友好、国交回復を待ち、友人たちと中国語学習運動を数年続け、国交回復後、通訳、中国語教師を続けつつ、すっごくアルコールをめちゃくちゃ飲みました。

幸い、私はタンゴ、ワルツのソーシャルダンスを25年続けていますが、12年前のことでした。ダンスから帰って、ソファに横になったら、もう起き上がれないほどの疲労感、これはおかしい！と次の日、区の検診を受けたところ、わが町の医師からまず電話で、いきなり、「あなたは糖尿病です。明日来てください」

「エッ?!糖尿病って何ですか――」

私はショックではなく、あまりにもキョトンとしているもので、オープンしたばかりの医師は「まず、糖尿病のことを認識して欲しいんです」とある大きな大学病院に紹介状を書いてくださいました。行きましたが、私は「動物ではないワ。こんなとこで治療して欲しくない！」と次の日断りました。２００５年のことでした。

この頃、血糖値２２６、ヘモグロビンＡ１ｃ12.8％、血圧１６０～１７０でした。

幸いに夫の高校時代の先輩が開業していましたので、そこへ連れて行かれました。ところが三枚もの袋へぎっしりのクスリをくれたのです。ところが、1週間まともに飲んでいたところ、明らかに薬害と思えるだるさ！よく見ると降圧剤だけで三種類も、私はまずこの薬を1種類にして、1か月ごとに試してすべて記録に取りました。そして医師に「先生アダラートが一番降圧率が高かったです。これだけにします！」と決意表明。すると、「うん。このアダラートはドイツ開発で全世界に広まったんだ」。そしてこの時、私は北海道の函館からガゴメ昆布を取り寄せ、血圧をぐいぐい下げました。また、東洋医学的なサプリも取り込み、ヘモグロビンＡ1ｃも7.5～8％へと変化し、スポーツもＹＯＧＡもスタートし、幸いに全身軽くなり、長年苦しんできた気管支炎も、ほぼ完治しました。

お世話になった夫の先輩医師とは、私のほうからお別れしました。ちょっとした会話で私はキズついたことも多かった。決定的にイヤになったこともあって夫にもそう告げました。これから私はどうしよう、どうやってずっと見てもらえる医師をみつけようか、と悩んでいました。

救い神が現れました。

ダンスから帰って、ボーっとTVを見ていると、TVで急に「感謝の手紙を読み上げます」との声。〝エッ！何？今時のTVでこんなにまじめな言葉―〟とボリュームをあげると、ある男性患者さんが、「東大病院の飯塚陽子先生に診ていただいてすっかり回復し、感謝しています」という内容で、最後に飯塚陽子先生がニッコリ微笑んでらっしゃるお顔が映りました。

私は、もうその瞬間「そうだ！この先生に決めた！ずっとこの先生にしよう！」と決意しました。大学病院の治療を一度も受けたこともなく、まして東大病院のスケールも知らず、ただ「内科を」と予約して、初めて東大病院でお会いしたのは男性の医師でしたので「アノウー、私、飯塚陽子先生にお会いしたくて、東大病院にまいりました」と告げますと、「しょうがないナ、飯塚先生お忙しい方なんだヨ」とおっしゃりながら、パソコンで飯塚先生の予約をお取りしていただきました。

そして飯塚陽子先生にお会いでき、嬉しかったデス！アドバイスを受けつつ、もう5年も東大病院通いです。今では、我が夫、夫の会社の事務員と3人してお世話になっています。

3か月に一度、先生にお会いできるのがとっても楽しみなんです！患者と医師の間にこのような気持ちで通院できることって、本当に幸せです。

今、血糖値98～100、ヘモグロビンA1c7.0%、血圧130～140で、週に2回ダンスをしつつ、時には旅にも出て、70歳で中国語の仕事も終わりにし、人生をエンジョイしています。元気な90歳をめざして！

主治医からのコメント

糖尿病は定期的な通院により糖尿病やその合併症の進展抑制に繋がるため、定期的に通院できる病院や信頼関係の構築できる主治医を見つけることが大切です。糖尿病と診断され、治療中断も含め35%の方は治療を受けていないのが現状です。透析の40%以上の方が糖尿病性腎症によるもので、失明の第3位は糖尿病性網膜症によるものであることから、治療する必要性と治療しない危険性を理解した上で、定期的に通院することにより、合併症のない豊な人生を送って頂けるよう、主治医としてしっかりとサポートをしていきたいと思います。

糖尿病と共に生きる　糖尿病患者さんの体験集

発　行　2020年 1 月 10 日　初版第 1 刷発行

監　修　飯塚陽子

発行人　渡部新太郎

発行所　株式会社日本医学出版

〒 113-0033　東京都文京区本郷 3-18-11　TYビル 5F

電　話　03-5800-2350　FAX　03-5800-2351

イラスト　落合恵子

印刷所　モリモト印刷株式会社

Printed in Japan

ISBN978-4-86577-040-7

乱丁・落丁の場合はおとりかえいたします。